AF299024

ÉTUDES

sur

LA NARCÉINE

ET

SON EMPLOI THÉRAPEUTIQUE

Le Dr Charles LINE

Ancien interne des hôpitaux.

PARIS

ADRIEN DELAHAYE, LIBRAIRE ÉDITEUR

PLACE DE L'ÉCOLE-DE-MÉDECINE

1865

ÉTUDES

SUR

LA NARCÉINE

ET

SON EMPLOI THÉRAPEUTIQUE

La narcéine est une substance qui, depuis plusieurs mois surtout, a beaucoup fixé l'attention des physiologistes et des médecins. Presque tous les expérimentateurs lui reconnaissent des propriétés thérapeutiques et physiologiques à peu près constantes, et tous cependant avouent qu'il reste encore beaucoup à faire, particulièrement au point de vue thérapeutique, pour que cette substance puisse être rangée parmi les médicaments ordinairement employés en médecine.

Nous croyons donc, en rappelant les travaux antérieurs, et en cherchant de notre côté à arriver par l'expérimentation à quelques résultats à peu près concluants, pouvoir nous joindre aux auteurs qui traitèrent avant nous cette question, et qui, par cela même, auront contribué à faire rentrer cet alcaloïde dans la thérapeutique usuelle.

L'opium est une substance médicamenteuse complexe, dont les propriétés physiologiques et thérapeutiques présentent fréquemment beaucoup d'irrégularité dans l'intensité de leurs effets.

Souvent avec des doses quelquefois très-minimes on obtient de très-violents effets thérapeutiques ou physiologiques, suivant que le sujet est soumis à son action dans un but de traitement ou dans un but d'expérience : souvent, au contraire, il faut arriver à des doses, qui dans d'autres circonstances seraient presque toxiques, pour obtenir un résultat même insuffisant.

D'une autre part il arrive fréquemment qu'avec l'opium administré en vue de produire tel effet, on obtienne une action complétement opposée.

La thérapeutique fourmille de faits venant à l'appui de ce que nous avançons.

Cette irrégularité, ou pour mieux dire cette insuffisance de l'opium dans certains cas, et cette puissance exagérée dans d'autres, tiennent à plusieurs motifs.

En premier lieu, à la complexité même que présente cette substance dans sa composition ; nous verrons, quelques lignes plus loin, quels sont les différents principes qu'on y rencontre.

En second lieu, à la source de provenance et à son mode de préparation : Dans le commerce, en effet, on connaît trois sortes principales d'opium, celui d'Égypte, celui de Constantinople et celui de Smyrne ; tous trois diffèrent beaucoup par la quantité de morphine qu'ils contiennent et par leurs propriétés médicinales ; ainsi l'opium d'Égypte est un opium de mauvaise qualité, celui de Constantinople est préféré au précédent, et l'opium de Smyrne est supérieur aux deux autres ; c'est le plus riche en principes actifs.

Enfin, la dernière cause à laquelle on puisse rattacher l'irrégularité d'action de l'opium est la falsification.

Nous ne nous arrêterons pas sur les derniers motifs parce qu'ils nous feraient sortir de notre sujet, et que de plus ce sont des questions tenant plutôt à la matière médicale et à la pharmacie qu'à la thérapeutique.

Ainsi, pour nous, c'est donc à la complexité de composition de l'opium qu'est principalement due l'inconstance de ses effets.

Dans cette susbstance il entre effectivement un grand nombre de principes dont les six, particulièrement doués de propriétés actives, sont :

La morphine,

La narcéine,

La codéine,

La narcotine,

La papavérine,

Et la thébaïne.

D'après les expériences de M. Claude Bernard, trois seulement possèdent la propriété de faire dormir; ces trois principes sont la morphine, la narcéine et la codéine; les trois autres sont dépourvus de propriétés soporifiques, de sorte qu'à ce point de vue, ce sont non-seulement des substances étrangères dans l'opium, mais des matières dont l'activité propre peut contrarier ou modifier l'effet dormitif des premières.

Bien que la morphine, alcnréaine et la codéine soient, il est vrai, soporifiques, on ne doit pas en conclure qu'elles soient identiques dans leurs propriétés physiologiques et thérapeutiques. L'expérience montre en effet que chacune d'elles a des propriétés caractéristiques, et fait, comme le dit M. Claude Bernard dans son cours, dormir à sa manière.

Cet auteur a successivement expérimenté sur des animaux ces trois principes soporifiques. La morphine et la codéine ont été données à l'état de chlorhydrate, la narcéine à l'état de simple dissolution à cause de sa plus grande solubilité. Ces différentes substances ont été tantôt introduites dans l'estomac, tantôt administrées par le rectum, tantôt enfin, poussées en injection soit dans les veines, soit dans la plèvre, soit dans le tissu cellulaire. Cinq centigrammes de chlorhydrate de morphine suffisent, en injection dans le tissu cellulaire, pour faire dormir un chien de moyenne taille; d'ailleurs on peut doubler, tripler et même décupler la dose et produire ainsi un sommeil de plus en plus profond, sans autre inconvénient que quelques accidents insignifiants pour la vie de l'animal.

La morphine produit une véritable stupéfaction, la sensibilité se trouve considérablement émoussée ; la durée et l'intensité du sommeil morphéique sont tout naturellement en rapport avec la dose de la substance absorbée.

Mais, ainsi que nous le verrons tout à l'heure, ce qu'il importe d'observer c'est la nature du réveil qui est véritablement caractéristique ; il est toujours accompagné d'effarement, d'une demi-paralysie, de troubles intellectuels qui quelquefois sont très-marqués : cet état peut se prolonger assez longtemps, il peut durer douze ou quinze heures.

Le sommeil produit par la codéine diffère sensiblement du précédent ; cinq centigrammes de cet alcaloïde peuvent également suffire pour plonger l'animal dans le sommeil ; mais, quelle que soit la dose administrée, on ne parvient jamais à endormir aussi profondément par la codéine que par la morphine, l'animal n'est pas plongé dans un aussi profond assoupissement, il peut toujours facilement être tiré de son sommeil, sa sensibilité n'est jamais émoussée. Le réveil ne ressemble pas non plus à celui qui succède au sommeil produit par la morphine, il n'est pas, comme ce dernier, acccompagné d'effarement ni troubles intellectuels.

Le sommeil produit par la narcéine présente, lui aussi, des caractères qui lui sont propres; il est beaucoup plus profond; mais, chose essentiellement importante à signaler, ce n'est pas le sommeil de plomb, abrutissant, que produit la morphine à un si haut degré; il y a, il est vrai, dans le sommeil narcéique, un léger émoussement des nerfs de la sensibilité, mais d'un autre côté il y a un calme parfait, sans la moindre agitation. Au réveil, les animaux endormis par la narcéine reviennent très rapidement à leur état naturel; il leur suffit pour cela de la plus légère excitation.

En résumé, dit M. Claude Bernard, « les trois substances soporifiques contenues dans l'opium présentent un sommeil jusqu'à un certain point caractéristique. »

Les différences signalées entre la morphine et

la codéine étaient déjà connues des médecins, mais la narcéine, nous le croyons, n'avait pas encore été le sujet d'une étude toute spéciale de eur part.

Les expériences de M. Cl. Bernard portent, ainsi que nous venons de le voir, spécialement, et nous pouvons même dire uniquement, sur les animaux.

Guidé que nous sommes par les premières recherches de cet éminent physiologiste, notre but, dans ce travail, est de rechercher, ainsi que quelques médecins l'ont déjà fait, si la différence d'action que l'on observe sur les animaux, entre la morphine et la narcéine, se rencontre aussi sur l'homme; nous verrons ensuite si l'on peut utiliser cet alcaloïde dans la thérapeutique.

Il nous faut donc comparer les effets physiologiques et thérapeutiques de la morphine à ceux de la narcéine, et voir alors si l'emploi de cette dernière n'offrirait pas quelques avantages.

Avant d'indiquer quels sont les résultats obtenus par nos recherches et nos expérimentations sur les propriétés thérapeutiques et physiologiques de la narcéine, nous croyons utile de donner quelques détails sur l'historique de cet alcaloïde, sur son mode de préparation, sur ses propriétés physiques et chimiques, enfin sur les principaux travaux antérieurs qui ont rapport à notre sujet.

Propriétés physiques et chimiques de la narcéine. Mode de préparation.

1° PROPRIÉTÉS CHIMIQUES ET PHYSIQUES DE LA NARCÉINE.

La narcéine, tirée de l'opium pour la première fois par Pelletier, en 1832, est un alcaloïde qui, lorsqu'il est pur, se présente sous la forme d'une matière blanche, soyeuse, composée d'aiguilles fines et allongées.

Elle s'obtient aisément à l'état incolore. Peu soluble dans l'eau froide, elle se dissout assez rapidement dans l'eau bouillante ; suivant Anderson, elle exige pour sa solution 375 parties d'eau à 140 degrés, et 230 d'eau bouillante.

Elle est plus soluble dans l'alcool, mais insoluble dans l'éther.

Sa solution dévie légèrement à gauche les rayons de lumière polarisée.

L'ammoniaque et les solutions étendues de potasse ou de soude la dissolvent plus aisément que l'eau pure, mais par l'addition d'une grande quantité de potasse concentrée ; elle se précipite, même à chaud, sous la forme d'une matière huileuse qui conserve indéfiniment cet état.

La narcéine est plus fusible que la morphine et la narcotine, elle fond à 72 degrés environ, et se fige en une masse blanche, translucide, d'un aspect cristallin ; à 110 degrés. elle jaunit, et à une température plus élevée elle se décompose (1).

Les acides minéraux agissent avec beaucoup d'énergie sur la narcéine et l'altèrent très-rapidement ; les mêmes acides, lorsqu'ils sont largement étendus d'eau, se combinent à elle.

Suivant Pelletier, l'acide chlorhydrique étendu d'un tiers de son poids d'eau communique immédiatement à la narcéine une teinte d'un bleu d'azur plus ou moins foncé et d'un éclat extrêmement vif ; si ensuite on ajoute assez d'eau pour dissoudre la combinaison, on obtient alors une dissolution entièrement incolore.

(1) Gérard, *chimie*, t. IV, p. 70.

L'acide nitrique étendu et bouillant, en agissant sur la narcéine, donne une solution jaune, qui, saturée ensuite par la potasse, dégage aussitôt l'odeur d'un alcali volatil. L'acide nitrique concentré agit violemment à froid en produisant de l'acide oxalique.

L'acide sulfurique concentré dissout à froid la narcéine, avec une couleur rouge intense ; celle-ci passe rapidement au vert lorsqu'on la soumet à une température qui dépasse 140 degrés.

Les principaux sels de cet alcaloïde sont le chlorhydrate de narcéine, le sulfate et le nitrate. Le chlorhydrate est assez soluble dans l'eau froide et beaucoup dans l'eau bouillante, les deux autres le sont assez peu.

On possède, du reste, encore fort peu de notions précises sur ces sels de narcéine.

2° PRÉPARATION DE LA NARCÉINE.

Voici le procédé employé par Pelletier pour obtenir la narcéine.

Un kilogramme d'opium de Smyrne a été traité par l'eau froide ; les liqueurs résultant de ce traitement, après avoir été filtrées, ont été soumises à une évaporation très-ménagée, de manière à donner un extrait à peu près solide. Celui-ci, repris par l'eau distillée, s'est redissous en abandonnant de la narcotine ; la liqueur retenait en solution de la morphine, de la narcéine et d'autres principes de l'opium. Après avoir séparé la narcotine, on a légèrement sursaturé cette liqueur par de l'ammoniaque, et on l'a portée à l'ébullition pour chasser l'excès de cet alcali ; par le refroidissement, la morphine a cristallisé. Cet alcaloïde ayant été enlevé dans sa presque totalité, on a réduit la liqueur à la moitié de son volume, on l'a filtrée et on a précipité l'acide méconique par une addition d'eau de baryte, on a ensuite ajouté du carbonate d'ammoniaque à la liqueur pour séparer l'excès de baryte, et l'on a évaporé la solution jusqu'à consistance de sirop épais.

Ce produit repris par l'alcool bouillant lui a cédé la narcéine.

M. Anderson n'a pas suivi, pour obtenir la narcéine, le procédé employé par Pelletier ; il a utilisé les eaux mères incristallisables de la séparation de la morphine. C'est, nous croyons, le

procédé actuellement en usage pour la préparation de la narcéine.

Nous voyons, d'après les propriétés chimiques
de la narcéine , que c'est un alcaloïde qui,
comme un grand nombre d'autres , présente
très-peu de caractères particuliers et typiques
pouvant servir à le distinguer.

Aussi, lorsque nous voulûmes chercher par
quelle voie d'élimination cette substance s'écou-
lait de l'économie, il nous fut impossible d'en
trouver la trace la plus minime dans les différents liquides organiques.

Historique.

La narcéine, depuis la découverte de Pelletier,
n'est pas sans avoir été déjà soumise à un certain
nombre d'expérimentations, physiologiques d'a-
bord, et thérapeutiques ensuite. Cependant les différents auteurs physiologistes ou médecins, qui
expérimentèrent cette substance, n'étaient jusqu'alors arrivés qu'à des résultats peu concluants; quelques-uns même avaient proclamé
la narcéine comme ne jouissant que de propriétés

physiologiques et thérapeutiques très-médiocres, et même presque nulles.

Magendie, en effet, aussitôt après la découverte de la narcéine, s'empresse de rechercher si dans cette substance il existe réellement une propriété dormitive appréciable : il en administre à un grand nombre d'animaux, par différents procédés ; les doses employées sont assez élevées. Ainsi il en donne 10 et 15 centigrammes à un chien ; il dépasse cette dose sur des lapins et des chats, et néanmoins il conclut, comme résultat de ses expériences (1), que la narcéine est un des principes de l'opium le moins actifs, « sans activité appréciable, » telle est son expression.

Orfila, de son côté, se livre également à des expériences de même nature ; il est obligé d'atteindre la dose de 20 centigrammes de narcéine injectée dans la jugulaire d'un chien de moyenne taille, pour plonger cet animal dans le sommeil. Aussi Orfila, comme Magendie, range-t-il la narcéine bien au-dessous de la morphine, surtout au point de vue soporifique.

(1) Formulaire sur l'emploi des médicaments nouveaux.

Tous les expérimentateurs ne sont pas arrivés aux mêmes conclusions; en effet, M. Charles Lecomte, en 1852, recommence les expériences tentées vingt ans avant lui par les auteurs que nous venons d'indiquer, et, après un examen consciencieux des résultats auxquels il est arrivé, il conclut, dans un travail communiqué à la Société (1) de physiologie et inséré dans les mémoires de cette société, il conclut, disions-nous, que la narcéine est un des alcaloïdes de l'opium dont la propriété dormitive est la plus développée.

Enfin, tout récemment, M. Claude Bernard, par ses brillantes recherches où règne la plus grande précision, a de nouveau attiré l'attention du monde savant sur la narcéine.

Dans les premières pages de notre travail, nous avons rappelé les expériences et les conclusions auxquelles ce physiologiste a été conduit.

Guidé par les expériences et par les résultats constants obtenus sur des animaux par M. Claude Bernard, M. le Dr Laborde rechercha si la nar-

(1) Mémoires de la Société de physiologie.

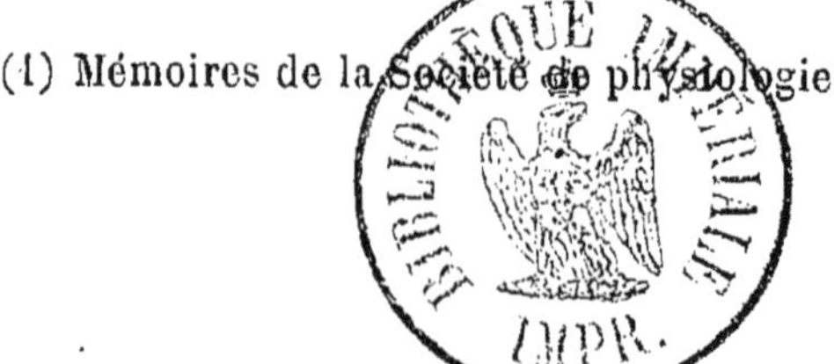

céine produisait les mêmes résultats sur les enfants, et nous trouvons, dans un mémoire intitulé : « Étude sur les effets physiologiques de la narcéine et sur son action thérapeutique dans quelques maladies chez les enfants» (1), un certain nombre d'observations recueillies à l'hôpital des Enfants, dans lesquelles il constate la propriété soporifique très-réelle de la narcéine. Voici, du reste, un passage tiré de ce mémoire :

« Chez l'enfant, comme chez l'adulte, la narcéine, convenablement administrée, produit (c'est là sa propriété essentielle) l'hypnotisme ; mais le sommeil narcéique a cela de particulier, qui en fait surtout le mérite, qu'il n'entraîne pas au réveil ces lourdeurs de tête allant quelquefois jusqu'à l'hébétude, ces sensations pénibles du côté du tube digestif, souvent cette tendance aux lipothymies ; en un mot, tous ces malaises bien connus, qui accompagnent l'administration de la plupart des autres alcaloïdes usités de l'opium, notamment la codéine et la morphine. »

On retrouvera, quelques pages plus loin, les

____

(1) _Bulletin de la Société médicale d'observation._

observations sur lesquelles s'appuie M. le Dr Laborde pour tirer ses conclusions.

M. le Dr Debout, également encouragé par les résultats obtenus par M. Claude Bernard, n'a pas hésité à étudier sur lui-même les effets physiologiques de la narcéine, afin de les bien connaître et de savoir à quelles doses ils se produisent.

La narcéine, expérimentée par M. Debout, a été préparée par M. Guillemette, qui en fit un sirop ainsi formulé:

Narcéine, 25 centigrammes ;

Sirop simple, 500 grammes ;

Acide citrique, quantité suffisante pour dissoudre.

De cette façon, chaque cuillerée à bouche (de 20 grammes) contenait 1 centigramme de narcéine. M. Debout commença par de faibles doses, et arriva à 7 centigrammes ; cette dernière dose fut continuée pendant dix jours. Voici les effets produits par ce médicament :

L'action soporifique commença à se faire sentir seulement lorsque la dose du soir avait atteint 3 centigrammes, et le sommeil fut d'au-

tant plus profond que la dose était plus considé-
rable.

« D'après ce que nous avons éprouvé (1), dit
M. le Dr Debout, le sommeil est toujours calme,
jamais accompagné de rêves pénibles ; le moindre
bruit l'interrompt, mais on se rendort aussitôt ;
au réveil, il n'est pas suivi de cette pesanteur de
tête qu'on observe après l'emploi de la morphine. »

A la dose journalière de 7 centigrammes prise
en deux fois, matin et soir, l'auteur ne signale
qu'un peu de diminution dans l'appétit, de la
constipation, et une légère paresse de la vessie.
D'ailleurs, aucun trouble de sensibilité ou des
autres fonctions du système nerveux ; intelligence
nette au réveil.

Une bronchite chronique, dont l'auteur était
atteint au moment de ses expériences, paraît avoir
été très-avantageusement modifiée ; la toux diminua rapidement d'intensité et de fréquence ;
l'expectoration fut moins abondante, et fut modifiée dans ses caractères ; elle devint muqueuse.
De cette première expérimentation sur l'homme,
M. Debout tire les conclusions suivantes :

(1) *Bulletin général de thérapeutique.* 30 août 1861.

1° La narcéine doit être désormais ajoutée à la liste des alcaloïdes de l'opium, dont la thérapeutique tire des avantages si marqués, la morphine et la codéine ;

2° Les propriétés calmantes et soporifiques de la narcéine sont supérieures à celles de la codéine ; elles égalent presque celles de la morphine ;

3° La narcéine présente sur cette dernière l'avantage d'agir sans congestionner le cerveau, de sorte que le sommeil est plus léger ; en outre, il n'est jamais accompagné de rêves pénibles ;

4° L'action de la narcéine sur le tube digestif nous a paru moins énergique que celle de la morphine, les vomissements sont moins fréquents et la constipation moins intense ;

5° L'inconvénient le plus réel de son usage, lorsqu'on atteint et dépasse 5 centigrammes, est l'influence qu'il peut exercer alors sur la sécrétion urinaire.

Comme on le voit, les conclusions posées par M. Debout sont on ne peut plus formelles, et certainement d'après cet auteur la narcéine est

(1) Bulletin général de thérapeutique.

appelée à jouer un rôle important dans la thérapeutique.

Pour ne rien omettre sur l'histoire de la narcéine, nous citerons encore les expériences tentées par M. le professeur Béhier dans son service d'hôpital.

La plupart des malades auxquels M. Béhier a administré la narcéine (12 ou 14) étaient tuberculeux, les deux qui ne l'étaient pas étaient atteints : l'un d'une diarrhée, qui durait depuis trois mois environ, l'autre était une femme, portant une tumeur abdominale, kyste de l'ovaire gauche avec symptômes de péritonite localisée.

Le médicament a été employé sous forme de pilules dans tous les cas, sauf deux dans lesquels on a fait usage d'injections sous-cutanées au moyen d'une solution au centième (30 centigrammes de narcéine pour 30 grammes de vehicule) ; la dose employée varia de 3 à 20 centigrammes dans les vingt-quatre heures.

La narcéine a été administrée à certains malades non prévenus, alternativement avec des pilules de mie de pain, et avec des pilules de chlorhydrate de morphine afin d'étudier comparativement ses effets.

Voici les conclusions qui résument l'exposé analytique des expériences faites par M. Béhier :

1° La narcéine calme la toux, diminue l'expectoration chez les phthisiques ;

2° En injection sous-cutanée, elle calme la douleur comme les autres narcotiques, et aux mêmes doses ;

3° Elle est beaucoup plus facile à manier que la morphine et l'atropine, puisqu'elle ne cause d'ordinaire aucun trouble du côté de la tête, qu'elle ne détermine aucun malaise au réveil, aucune sensation pénible du côté du tube digestif, aucune tendance à la syncope, contrairement à ce que produisent la morphine et les sels de cette base, et que le bien-être qu'elle laisse après elle est complet et accusé très-nettement par les malades ;

4° Elle suspend notablement l'excrétion des urines, sans détruire ni modifier la sensation du besoin d'uriner.

D'après l'exposé que nous venons de donner des principales expérimentations tentées sur la narcéine, nous voyons que presque tous les auteurs sont d'accord sur un point important, c'est la propriété dormitive de cet alcaloïde. Notre but, ainsi que nous l'avons dit précédemment, a été de rechercher si cette propriété soporifique est constante et si, de plus, cet agent peut être avantageusement utilisé en thérapeutique.

Grâce à la bienveillance de notre chef de service, M. le Dr Delpech, il nous a été permis d'expérimenter cet alcaloïde sur un certain nombre de malades, et d'arriver par ces expérimentations à quelques résultats à peu près constants, et qui confirment à peu près en tout point ceux qui ont été énoncés par les auteurs dont nous avons exposé les travaux. Afin de mettre plus en évidence les avantages et les inconvénients que peut présenter l'alcaloïde dont nous nous sommes proposé d'étudier les propriétés, il nous a paru plus utile de comparer ses effets à ceux de la morphine et des préparations opiacées.

On trouvera à la fin de notre thèse les obser-

vations qui viendront à l'appui de nos conclusions.

Nous allons examiner successivement et comparativement l'effet produit par les deux alcaloïdes sur les différents systèmes ; nous croyons,
par ce procédé, mettre mieux en évidence les
propriétés de la narcéine.

ACTION DE LA NARCÉINE SUR L'APPAREIL DIGESTIF.

L'augmentation de la soif est un des phénomènes que l'on observe le plus habituellement
à la suite de l'administration des opiacés. De
très-faibles doses de morphine : 1, 2 et 3 centigrammes, prises, soit à l'intérieur, soit par
l'absorption cutanée, ne tardent pas à produire
une sécheresse particulière de la bouche et de la
gorge, accompagnant une soif plus ou moins
vive. Il est des malades, il est vrai, chez lesquels
la morphine, même à des doses élevées, ne produit pas cet effet.

De tous ceux auxquels nous avons administré
la narcéine, soit à la dose de 3, 5 et 7 cen-

tigrammes, il n'en est que trois qui se plaignirent réellement d'une soif ardente ; ce sont trois tuberculeux chez lesquels on a observé une transpiration très-abondante ; il est probable qu'il y a une liaison directe entre ces deux faits, et que la soif n'est qu'une conséquence immédiate de la transpiration.

La perte de l'appétit se remarque assez souvent, tant que le malade est sous l'influence de la morphine ; aussi M. le professeur Trousseau recommande-t-il de ne panser un vésicatoire avec la morphine que plusieurs heures avant ou après le repas ; avant, afin de ne pas enlever l'appétit ; après, afin de ne pas troubler la digestion.

Nous avons donné la narcéine indistinctement sans tenir compte des heures de repas, et nous n'avons observé de perte de l'appétit que deux fois, chez des malades qui eurent des vomissements ; pour ces deux cas, l'alcaloïde avait été administré, au moyen de l'injection sous-cutanée, dans le tissu cellulaire, à la dose de 20 gouttes de notre solution, ce qui représentait 4 centigrammes de principe actif.

Ceci vient à l'appui de cette opinion, qu'un

médicament administré par la méthode ender-
mique ou sous-épidermique, agit généralement
avec plus d'intensité, et montre plus de rapidité
dans la manifestation de ses effets que lorsqu'il
est ingéré sous forme de potion, de poudre ou
de pilule.

Les envies de vomir, l'état de dégoût et enfin
les vomissements sont des phénomènes que l'on
peut dire presque constants à la suite de l'administration prolongée et à haute dose des opiacés.

Lorsqu'on donne la narcéine, on observe bien
il est vrai ces phénomènes, mais avec une
fréquence beaucoup moindre, surtout relative-
ment aux vomissements. Ainsi, en consultant les
résultats des observations que nous avons recueillies, parmi les malades soumis à la narcéine, nous en trouvons seulement cinq avec des
nausées survenant le matin au réveil, et deux
avec des vomissements assez fréquents pendant la
nuit. On peut donc dire d'une façon générale que
les nausées et les vomissements ne sont pas des
phénomènes habituels et consécutifs à l'administration de ce médicament.

Pour terminer sur ce qui a rapport aux effets

produits par cet alcoloïde sur les fonctions digcstives, il nous faut parler de son action sur l'intestin. Dans presque tous les cas que nous avons observés, l'administration de la narcéine soit par l'estomac, soit par le tissu cellulaire, a été suivie d'un léger relâchement de corps ; jamais nous n'avons rencontré de constipation opiniâtre, comme cela se remarque si fréquemment à la suite d'un traitement·prolongé par les opiacés. Ainsi, dans nos observations, nous trouvons seize fois un plus grand nombre de garde-robes que d'habitude, les autres fois aucun changement notable à signaler sous ce rapport; il faut pourtant noter deux malades qui, sous l'influence de ce médicament, eurent une constipation assez marquée; on la fit cesser immédiatement par un lavement purgatif.

ACTION DE LA NARCÉINE SUR LES APPAREILS DES SÉCRÉTIONS.

Parmi les nombreux phénomènes physiologiques que l'on observe à la suite de l'administration de la morphine et des préparations opiacées, un des plus constants est certainement le trouble qui survient dans certaines sécrétions.

Le plus habituellement il y a une exagération très-appréciable de la transpiration, aussi voit-on fréquemment l'opium donné comme sudorifique, à cause précisément de la constance de ce phénomène.

D'un autre côté, si l'on porte son attention sur la sécrétion urinaire, on la voit troublée tantôt dans un sens, tantôt dans un autre ; chez les hommes, par exemple, on voit que le plus ordinairement ce sont les reins qui sont particulièrement influencés : chez eux il y a, dans le plus grand nombre de cas, diminution de la sécrétion de l'urine.

Chez les femmes, les phénomènes ne sont plus les mêmes, le plus souvent c'est sur la peau que les opiacés portent spécialement leur influence hypersécrétoire, la miction n'est que très-peu modifiée.

Si nous examinons maintenant de quelle façon agit la narcéine sur les sécrétions, nous trouvons d'une part que l'exagération de la transpiration a été un phénomène presque constant ; notons pourtant que jamais elle ne s'est produite avec une intensité telle qu'elle incommodât les malades, ces derniers ont uniquement remarqué qu'à leur réveil ils étaient légèrement mouillés par la sueur. Il y a pourtant deux malades chez lesquels la transpiration a été véritablement abondante.

D'une autre part nous remarquons que parmi les malades soumis à la narcéine dix ont constaté une diminution très-appréciable dans la quantité d'urine émise dans les vingt-quatre heures. Du reste ce phénomène a été signalé d'une façon toute spéciale, d'abord par M. Debout, qui, comme nous le savons, s'étant lui-même soumis à l'expérimentation, a constaté la réalité du fait ; ensuite par M. Lecomte qui, dans ses expériences sur les animaux, a noté l'anurie comme un fait presque constant.

Cette anurie que l'on observe si fréquemment à la suite de l'administration de la narcéine nous a donné l'idée qu'on pourrait essayer ce médicament sur les enfants qui étant atteints de ces paralysies essentielles de la vessie si fréquentes à cet âge, pissent au lit presque toutes les nuits.

N'étant pas dans un hôpital d'enfants, il nous a été impossible de mettre notre idée à exécution.

ACTION DE LA NARCÉINE SUR LE SYSTÈME NERVEUX DE LA VIE DE RELATION.

Nous arrivons maintenant à un système sur lequel le mode d'action de la narcéine diffère essentiellement de celui de la morphine et de l'opium.

En effet, si nous passons rapidement en revue les divers phénomènes produits par les opiacés sur ce système, nous voyons que « le sommeil produit par les sels de morphine peut être calme lorsque la dose est faible et que le malade ne ressent aucune influence narcotique; mais, lorsqu'en même temps il y a des envies de vomir, des démangeaisons, du resserrement des pupilles, le malade est assoupi, il ne se réveille que pour se rendormir un instant après; mais ce sommeil est de courte durée et presque toujours interrompu par quelques rêves pénibles. Cet état se prolonge tant que l'on ne discontinue pas l'usage des sels de morphine; mais, lorsqu'on cesse cette médica-

tion après un emploi de quelques jours, l'insomnie la plus rebelle fatigue le malade qui, pendant
plusieurs semaines, peut se trouver dans l'impos-
sibilité de dormir » (1).

En consultant les résultats des différentes
observations recueillies sur l'administration de
la narcéine, nous trouvons dans le mémoire
de M. le D' Laborde (2), cinq observations
dans lesquelles il est signalé que la narcéine administrée à plusieurs enfants, leur procura un
sommeil calme, sans agitation, sans rêves. Au réveil ces enfants étaient absolument dans le même
état qu'après un sommeil non artificiel et ayant
eu lieu en pleine santé.

M. le professeur Béhier cite également quatorze malades auxquels il donna la narcéine, et qui
eurent tous, sous l'influence de cet alcaloïde, un
sommeil excellent ne présentant au réveil aucun
des inconvénients de l'opium.

De notre côté, en examinant nos observations,
nous trouvons seulement trois malades qui, au

(1) Traité de Thérapeutique de MM. Trousseau et Pidoux,
tome II, page 24.
(2) Voir ces observations à la fin de la thèse.

réveil, se plaignirent de pesanteur de tête ; deux avaient pris en injection sous-cutanée 7 centigrammes de narcéine. Le troisième cas où nous ayons rencontré de la douleur de tête, est une femme qui avait pris sept pilules de 1 centigramme.

On voit, d'après ce court énoncé, combien les principaux effets physiologiques de la narcéine diffèrent de ceux de la morphine ; on retrouvera, du reste, à la fin de notre thèse, les principales conclusions auxquelles nous avons été conduit.

DE QUELQUES EFFETS THÉRAPEUTIQUES DE LA
NARCÉINE.

Le plus grand nombre des effets physiologiques de la narcéine ayant été passé en revue, nous allons examiner quels sont les résultats thérapeutiques fournis par cet alcaloïde, et nous joindrons à cet examen ceux qu'il nous a été permis d'observer dans le service de M. le Dr Delpech.

La narcéine présente, au point de vue thérapeutique, à peu près les mêmes effets que les opiacés en général, seulement elle a sur ces derniers l'avantage de ne pas être accompagnée de ces phénomènes physiologiques qui retardent l'action du médicament, et qui marchent presque constamment avec l'effet thérapeutique de l'opium.

Si en effet nous consultons d'abord les travaux antérieurs, nous trouvons, dans l'observation de M. Debout, que l'auteur, atteint d'une bronchite chronique, a constaté une amélioration sensible dans son état, après trois jours de traitement. La toux, dit-il, diminua rapidement d'intensité et de fréquence, l'expectoration fut moins abondante et, de plus, modifiée dans ses caractères, elle devint muqueuse.

Chez les quatorze tuberculeux traités par M. le professeur Béhier, au moyen de la narcéine, à la dose de 3 à 20 centigrammes dans les vingt-quatre heures ; la toux fut sensiblement calmée et l'expectoration modifiée, sans qu'aucun des troubles morphéiques vînt entraver la marche de cette amélioration. M. Béhier donna aussi la narcéine en injection sous-cutanée, et obtint par ce procédé des résultats non moins favorables, car dit-il : « La narcéine calme la douleur comme les autres narcotiques et aux mêmes doses. »

Cependant, au point de vue de l'action physiologique, ce professeur fait remarquer que chez deux femmes le sommeil fut interrompu par des nausées suivies de vomissements.

Parmi les observations que l'on retrouvera à la fin de cette thèse, et qui sont tirées du mémoire de M. le D' Laborde, nous voyons que, chez une jeune fille, phthisique au troisième degré, la narcéine donnée sous forme de sirop à la dose seulement de 1 centigramme, diminua d'une façon très-notable la toux et les vomissements qui la suivaient. (Voir l'observation.)

Dans un autre cas relatif à un garçon de huit ans, également phthisique au troisième degré, nous voyons encore que la narcéine eut aussi des effets très-remarquables. (Voir l'observation.)

Dans une autre observation, M. le D' Laborde cite un jeune enfant de 4 ans atteint d'une coqueluche, auquel la narcéine, en moins de deux jours, à 1 centigramme par jour, supprima totalement les quintes de toux.

On voit déjà, d'après les quelques faits recueillis dans les différents mémoires traitant de

la narcéine , que par cet alcaloïde on arrive
à obtenir des effets presque aussi prononcés
et certains que par l'opium; bien plus, par
ce médicament, nous obtenons en partie le but
désiré, sans avoir à craindre que quelques effets
physiologiques puissent venir entraver ou au
moins retarder son action. C'est du moins ce
que nous avons cru remarquer jusqu'à présent.

Si, à ce petit nombre de résultats, nous joi-
gnons ceux que nous avons obtenus dans le
service où nous étions attaché comme interne,
on verra que très-certainement la narcéine est
appelée à être rangée parmi les médicaments
usités en thérapeutique.

Nous avons administré la narcéine sous forme
de pilule de 1 centigramme, nous en donnions
en plus ou moins grand nombre, suivant l'effet
à obtenir, jamais nous n'avons dépassé 7 centigrammes; nous avons également donné l'alcaloïde sous forme d'injection , en employant à
peu près les mêmes doses.

Le plus grand nombre des malades auxquels
cet agent a été donné étaient des tuberculeux,

d'autres étaient atteints soit de névralgie de différente nature, soit de bronchite, soit enfin d'affections diverses.

Chez les tuberculeux, presque toujours en ne dépassant pas la dose de 5 centigrammes, nous arrivions à calmer la toux, qui chez eux est quelquefois incessante, à diminuer pendant quelques jours leur expectoration, et surtout à leur produire pendant la nuit un repos salutaire.

Il y a une légère différence d'action suivant que le médicament est administré à un homme ou à une femme. Ainsi, le plus souvent chez ces dernières, en ne dépassant pas 3 ou 4 centigrammes, nous remarquâmes une exagération sensible de la transpiration et une soif quelquefois assez vive; chez les hommes ces phénomènes étaient moins fréquents, bien qu'il fallût habituellement dépasser les doses indiquées plus haut pour obtenir un effet semblable. Nous avons noté de plus que les reins étaient plus souvent influencés et que l'anurie suivait fréquemment l'administration de la narcéine.

Dans les différents cas de névralgies qui ont été traitées par les injections sous-cutanées, nous avons observé une sédation assez rapide dans l'intensité de la douleur; ainsi, en consultant nos observations, nous voyons chez un homme une névralgie sciatique, rebelle à tous les autres traitements anterieurs, disparaître momentanément, il est vrai, après une première injection de 5 centigrammes, mais, après une seconde de 7 centigrammes, cesser d'une façon assez durable et assez complète pour permettre au malade de quitter l'hôpital quelques jours après son traitement.

Dans une autre observation, nous trouvons un cas de névralgie intercostale de date assez ancienne, qui n'a été au début du traitement que passagèrement amélioré par la narcéine, car deux jours après la première injection, la douleur reparut aussi vive, pour ne cesser qu'après une deuxième et une troisième injection.

Nous citerons enfin, comme dernier exemple de névralgie rapidement guérie par les injections sous-cutanée de narcéine, une névralgie intercostale, consécutive à un zona, du côté gauche de la poitrine, cette névralgie durait depuis huit ou dix jours sans laisser de repos au malade; elle

avait été traitée précédemment par un vésicatoire
pansé avec 2 centigrammes de chlorhydrate de
morphine; après ce traitement, il n'y avait eu
qu'une amélioration apparente, car vingt-quatre
heures après la douleur reparaissait aussi vive
qu'avant, on lui fit alors une injection sous-cutanée au niveau du point le plus douloureux, avec
4 centigrammes de narcéine; ce nouveau traitement fut couronné du plus grand succès, la douleur disparut entièrement deux heures après
l'injection.

Nous pouvons joindre à ces différents exemples
de guérison rapide par la narcéine, celui d'un
homme atteint de coliques de plomb. Tous les
traitements jusqu'alors employés n'avaient pu
produire le moindre soulagement durable à ce
malade, et comme on le verra dans l'observation,
ce n'est qu'à bout de ressources qu'on eut l'idée
de tenter la narcéine.

Ce médicament lui fut donné pour la première
fois à la dose de 3 centigrammes, et précisément
dans un moment où les coliques semblaient avoir un
redoublement d'intensité. Quelques heures après
l'administration des pilules, le malade éprouva

un soulagement véritablement surprenant, à tel
point que l'on peut dire, sans être taxé d'exagération, que ses douleurs disparurent comme par
enchantement. Cet état se prolongea toute la
nuit, qui fut passée presque totalement dans le
repos; le lendemain matin, le malade put aller à
la garde-robe sans éprouver les difficultés qu'il
redoutait tant les jours précédents. Encouragé
par cette rapide amélioration dans l'état du
malade, aux trois pilules de narcéine on en
ajouta trois autres, de sorte qu'il prit 6 centigrammes de narcéine; sous l'influence de ce
traitement prolongé pendant plusieurs jours, les
accidents ne se manifestèrent plus de quelque
temps, mais peu à peu, comme si l'économie
s'habituait au traitement, l'alcaloïde ne produisit
plus aucun effet, et il fallut alors recourir à une
autre médication.

Cet exemple d'efficacité seulement passagère
de la narcéine n'est pas, du reste, le seul que
nous ayons eu a signaler; nous pensons qu'il en
est de la narcéine comme de beaucoup d'autres
agents thérapeutiques, et qu'après un certain
temps, il faut l'abandonner, pour le reprendre

peut-être ensuite, si l'on veut que les effets thérapeutiques persistent.

Les autres malades auxquels la narcéine a été donnée par nous étaient atteints d'affections très-diverses, et cet alcaloïde leur a été administré le plus souvent uniquement dans le but de leur procurer du sommeil. Presque toujours nous avons atteint ce résultat avec de faibles doses, 3 et 4 centigrammes au plus. Nous croyons que, dans un grand nombre de cas, le fait d'éviter autant que possible l'insomnie aux malades par un agent qui, par son administration, ne produise aucun effet physiologique défavorable, peut être regardé comme une partie fort importante du traitement.

Nous ferons remarquer que l'action soporifique de la narcéine n'est pas un fait constant; dans le paragraphe précédent nous avons dit que presque toujours, et non pas toujours, nous avions pu procurer par cet alcaloïde quelques heures de sommeil. Il nous est arrivé, en effet, plusieurs fois, de rencontrer des malades qui étaient pour ainsi dire réfractaires à cet agent thérapeutique.

M. le Dr Laborde, dans son mémoire, dit, en parlant de l'action hypnotique de la narcéine : « Toutefois, il ne faudrait pas croire que cette action se produise toujours avec une sûreté parfaite et invariable; il résulte de notre observation que, dans certains cas régis sans doute par l'influence idiosyncrasique, la manifestation très-peu accusée d'abord des effets de la narcéine fait ensuite presque complétement défaut, et le cède à l'action plus favorable d'une préparation voisine, celle de morphine par exemple. »

M. le Dr Laborde cite alors l'observation suivante :

Chez un garçon de 14 ans (n° 27, salle Saint-Jean), affecté de variole, au quatrième jour de l'éruption, et qui présentait une insomnie complète, l'administration de la narcéine pendant trois jours, aux doses de 0^{gr},02 et 0^{gr},03 (40 et 60 grammes de sirop), n'amena aucune modification sensible dans l'état nocturne du malade.

Au sirop de narcéine fut alors substitué le sirop de morphine; dès le deuxième jour, et moyennant deux cuillerées (soit 40 grammes) de ce dernier, le malade jouissait d'un bon sommeil pendant la plus grande partie de la nuit.

Peut-être n'est-il pas indifférent de noter qu'à ce moment, l'état fébrile était sur son déclin.

OBSERVATION PREMIÈRE.

Névralgie sciatique.

Le nommé Varnet (Pierre), domestique, âgé de 34 ans, entre à l'hôpital le 18 août, pour une douleur siégeant suivant le trajet du nerf sciatique.

Cet homme fut pris de cette douleur, pour la première fois, le 10 août, c'est-à-dire dix jours avant son entrée à l'hôpital; elle n'était pas alors assez vive pour l'empêcher de marcher, aussi ne fit-il aucun traitement. Ce n'est que lorsqu'il lui fut impossible de travailler qu'il se fit conduire à l'hôpital.

Entré dans le service, il fut soumis à un traitement assez actif : bains de vapeurs, frictions, vésicatoires pensés avec 2 centigrammes de chlorhydrate de morphine et placés successivement sur les principaux points douloureux.

Après dix jours de ce traitement, le malade n'éprouva qu'un très-léger soulagement. On lui fit alors une injection de 5 centigrammes de narcéine, en dissolution dans 1 centimètre cube d'eau distillée.

Le jour même de l'injection, le malade a été presque constamment endormi; le soir, il a été pris d'un mal de tête assez marqué, et de quelques nausées.

Cependant, malgré ces légers accidents, sa douleur avait sensiblement diminué.

Le 2 septembre, comme la névralgie semblait revenir avec autant d'intensité que les premiers jours, on lui fit une seconde injection avec 7 centigrammes de narcéine. Cinq ou six heures après l'injection, le malade fut pris de vomissements, l'appétit avait entièrement disparu, et un violent mal de tête le tint éveillé jusque vers les onze heures du soir.

Quant à la névralgie, une demi-heure après l'injection, elle avait commencé à diminuer d'intensité, et, dans la nuit, le malade n'en fut plus du tout incommodé.

Les troubles physiologiques que nous venons de signaler ne durèrent que quelques heures.

Les jours suivants, la douleur ne reparut pas, et le malade put sortir de l'hôpital le 9 septembre, complétément guéri, pour le moment au moins.

OBSERVATION II.

Bronchite aiguë.

Le nommé C..... (Auguste), tailleur, âgé de 37 ans, entre à l'hôpital le 11 août 1865, pour une bronchite aiguë, dont le début remontait à six jours.

Ce malade, à son entrée à l'hôpital, était entièrement fatigué par une toux qui ne le quittait pour ainsi dire pas; depuis cinq jours, il passait ses nuits sans sommeil. A l'auscultation, on trouva, des deux côtés de la poitrine, en avant et en arrière, des râles sibilants, occupant presque toute la hauteur des deux poumons, l'expectoration était très-abondante et légèrement purulente.

Le malade était en proie à une fièvre assez vive, il avait 96 pulsations par minute.

La respiration était bruyante et pénible. On lui prescrivit un vomitif avec 2 grammes d'ipéca, et de la tisane de violette gommée sucrée.

Le 13 août, la respiration est moins pénible, mais, à l'auscultation, on ne constate aucune amélioration, les râles sont aussi nombreux. La nuit a été, comme les précédentes, passée presque entièrement sans sommeil; c'est alors qu'on lui prescrit pour le soir 4 pilules de 1 centigramme de narcéine chaque.

Le lendemain, à la visite, le malade se trouve beaucoup·mieux, il a reposé la plus grande partie de la nuit, l'expectoration a été beaucoup moins abondante. L'auscultation n'indique pas encore de grands changements dans la poitrine.

Le 15, on continue la narcéine à la même dose, et le 16, à la visite, il y a un changement très-notable; la nuit a été très-bonne, le malade n'a presque plus toussé, et l'expectoration est entièrement muqueuse.

Le 17, l'amélioration continue, seulement le malade a été pris pendant quelque temps d'une légère diarrhée.

Enfin, le 19, la convalescence commence, et le 22, le malade peut quitter l'hôpital complétement guéri.

OBSERVATION III.

Gastralgie traitée par la narcéine.

La nommée Victorine R...., âgée de 33 ans, lingère, entrée à l'hôpital le 27 août pour une hémiplégie du côté droit, de nature hystérique.

Cette malade présenta, durant son séjour à l'hôpital, tous les symptômes les plus variés de l'hystérie : perte du mouvement du côté droit, perte de la voix, attaques nombreuses d'hystérie, gastralgie, etc.

Le 10 septembre, ayant été prise d'une hyper-esthésie très-marquée de la jambe droite, ainsi que de douleurs d'estomac plus violentes que de coutume, il lui fut donné 5 centigrammes de narcéine. Sous l'influence de ce médicament, elle fut plongée dans un assoupissement assez prononcé durant une partie de la journée et de la nuit.

La transpiration fut exagérée.

Cette malade, à son réveil, fut prise d'une attaque d'hystérie très-violente.

A huit heures, durant la visite, on constata que l'hyperesthésie avait entièrement disparu et que la gastralgie était beaucoup moins forte.

Elle n'eut aucune nausée, pas d'exagération de la soif, pas de douleur de tête; on eut seulement à signaler un peu d'hébétude qui, du reste, pouvait être due à l'attaque d'hystérie que la malade venait d'avoir.

On continua la même dose de narcéine, et le 12 septembre, la gastralgie était complétement passée.

OBSERVATION IV.

Insomnie persistante disparaissant par la narcéine.

La nommée Justine M....., âgée de 57 ans, blanchisseuse.

Entrée à l'hôpital, le 9 juillet 1865, pour une paraplégie liée à une affection médullaire. Durant deux mois, elle fut traitée par le phosphore à la dose de 1 à 2 milligrammes, en potion; après cette durée de traitement l'état de la malade fut sensiblement amélioré.

Le 6 septembre, comme la malade se plaignait de passer une grande partie de ses nuits sans sommeil, on lui donna trois pilules de 1 centigramme de narcéine chaque.

Le 7 septembre, la malade dit avoir passé une

nuit excellente. — Au réveil, elle n'a pas éprouvé de douleurs de tête, ni de lassitude dans les membres. Elle constata seulement une diminution dans la quantité de ses urines, car d'habitude elle était obligée de se lever la nuit pour uriner, et après avoir pris ces pilules, elle ne fut pas dérangée par ce besoin ; elle eut une transpiration assez abondante, et une soif assez vive.

Le 8 septembre, on redonna la même dose de narcéine.

La nuit fut aussi bonne que la précédente ; au réveil, il n'y eut rien de particulier à signaler, si ce n'est la transpiration.

Point de douleur de tête.

Point de perte de l'appétit.

Le 9, on continue la même prescription ; les symptômes sont absolument les mêmes, il faut y joindre pourtant un peu de diarrhée, 3 garde-robes pendant la nuit.

Les jours suivants, la malade continue à prendre ses trois pilules de narcéine de 1 centigramme, et peut, par ce traitement, reposer la plus grande partie de ses nuits.

OBSERVATION V.

Phthisie pulmonaire améliorée pendant quelque temps par
la narcéine.

Le nommé V....., journalier, âgé de 41 ans,
entre à l'hôpital le 31 juillet 1865 pour une toux
datant déjà de deux ans.

Ce malade, examiné à la visite du matin, présenta tous les symptômes de la phthisie au troisième degré.

Il fut traité, pendant plusieurs semaines, par
l'huile de foie de morue, la tisane de lichen et
des pilules d'opium pour la nuit.

Ce genre de traitement permit au malade de
passer plusieurs journées et plusieurs nuits un
peu moins fatigantes.

Enfin, peu à peu, il s'habitua à l'opium, il fallut lui donner deux et trois pilules de 5 centigrammes, par nuit, pour lui procurer un peu de
sommeil.

Le 12 août, on lui donna des pilules de narcéine, à la place de pilules d'opium, en ayant
soin de ne pas l'en informer.

Le malade prit, le 13 août, 5 centigrammes de narcéine, et le lendemain à la visite, interrogé sur son état, il nous dit avoir passé une nuit complétement dans le sommeil, sans avoir été interrompu une seule fois par la toux.

L'expectoration a été infiniment moins abondante. Du côté de l'appareil digestif, nous avons signalé une soif assez vive, avec sécheresse de la bouche et de la gorge.

L'appétit n'a pas été modifié.

Le malade n'a pas eu de nausées, ni de vomissements. L'intestin semble avoir été légèrement impressionné, car, quelques heures après l'injection des pilules, le malade a eu une garde-robe liquide. Notons qu'habituellement il était obligé de prendre un lavement pour se présenter à la selle avec résultat.

L'urine a été rendue sans gêne et en quantité normale.

La transpiration a été un peu plus abondante que les jours précédents.

Les jours suivants, on continue la narcéine, aux mêmes doses, et les effets sont les mêmes ; cependant, après huit jours de ce traitement, la narcéine sembla ne pas agir avec autant d'activité que les premiers jours.

OBSERVATION VI.

Coliques de plomb dont l'intensité a été diminuée pendant quelque temps par la narcéine.

Le nommé B....., peintre en bâtiments, âgé de 50 ans, entré à l'hôpital le 3 août 1865 pour des coliques de plomb.

Cet homme, jusqu'alors, avait toujours été en bonne santé : ce n'est que huit jours avant son entrée à l'hôpital qu'il se sentit indisposé ; il avait perdu l'appétit, et, par moments, il ressentait des douleurs vagues dans le ventre. Enfin, dans la nuit du 2 août, il fut violemment pris de coliques ; plusieurs fois il se présenta à la garde-robe sans succès. C'est dans cet état que ce malade vint à l'hôpital.

On commença, dès son arrivée, à le soumettre au traitement de la Charité, mais, comme après plusieurs jours de ce traitement, il n'avait éprouvé aucun soulagement, on lui fit prendre de l'iodure de potassium, et tous les jours on lui donna un bain sulfureux. Ce nouveau traitement n'eut pas de meilleurs résultats ; les coliques étaient toujours aussi vives, et la constipation aussi opiniâtre.

Toutes les nuits il était obligé de se lever un grand nombre de fois pour se présenter en vain à la selle.

Comme jusqu'alors aucun traitement n'avait semblé le soulager, surtout au point de vue de la douleur, on lui fit prendre, pour le soir, trois pilules de 1 centigramme de narcéine. Deux heures après l'injection de ces pilules, les douleurs se calmèrent beaucoup, et disparurent complétement vers les onze heures du soir. Cependant le malade, encore excité, ne put s'endormir que dans la matinée. On n'eut à signaler aucun symptôme particulier. Ainsi, au réveil, le malade n'accusa aucune douleur de tête ; il ne fut pas pris de vomissements, ni même de nausées, et, chose digne de remarque, il eut une garde-robe facile et sans douleur.

Cette première dose de narcéine avait été administrée le 25 août.

Le 27, voyant combien les effets en avaient été favorables, au lieu de continuer la même prescription, on augmenta le nombre des pilules, et le malade dut en prendre six dans le courant de la journée.

Le 28 au matin, le malade nous dit avoir été entièrement soulagé; il a passé une nuit excellente; plus de douleurs abdominales et, de plus, plusieurs garde-robes dans les vingt-quatre heures.

Comme symptômes physiologiques, nous n'avons à signaler qu'une légère céphalalgie qui, du reste, ne persista pas.

Le 29, on continue la même dose de narcéine; les effets en sont toujours aussi favorables.

Enfin, après plusieurs jours de ce traitement, les nuits devinrent moins bonnes; souvent elles étaient interrompues par des douleurs abdominales qui, de jour en jour, allèrent en croissant, à tel point que, le 6 septembre, les coliques avaient repris leur intensité première.

Le malade, comme on le voit, s'était habitué à la narcéine, comme à l'opium et comme aux purgatifs; elle ne produisait plus d'effet. On cessa alors de lui administrer cet alcaloïde.

OBSERVATION VII (1).

Une jeune fille de 10 ans, couchée au n° 3 de la salle Sainte-Geneviève (hôpital des Enfants, service de M. Rayer, suppléé par M. Bouchut), présentait tous les signes de la phthisie pulmonaire tuberculeuse au troisième degré, notamment les signes de caverne, au sommet du poumon gauche; la nuit était sans sommeil, et agitée par des rêves bruyants ou par les manifestations d'un délire loquace; la toux était en même temps fréquente, et s'accompagnait de vomissements.

L'administration de 10 grammes de sirop diacode, et simultanément d'une pilule d'extrait thébaïque de 2 centigrammes par jour, n'avait pas apporté à ces symptômes de modification appréciable, lorsque la narcéine fut pour la première fois administrée, le 14 septembre, sous forme de sirop, composé comme il suit (d'après la formule du Dr Debout):

Narcéine, 25 centigrammes;

Sirop simple, 500 grammes;

Acide acétique, q. s.

(1) Cette observation et les suivantes sont tirées du mémoire de M. le Dr Laborde.

D'après cette formule, chaque cuillerée à bouche (20 grammes) du sirop contient 1 centigramme de l'agent médicamenteux. C'est cette préparation, pour le dire de suite, qui a été employée dans toutes nos observations. Or, chez la petite malade dont il s'agit, le sirop fut donné d'abord à la dose de 20 grammes, c'est-à-dire une cuillerée à bouche (soit 0 gr. 01 de principe actif).

Le troisième jour seulement, l'effet produit est très-sensible; l'enfant dort paisiblement, ne parle plus, et ne délire plus; partout la toux est calmée, et les vomissements qui la suivaient ne se reproduisent plus.

Cependant, ils ont encore lieu quelquefois le jour.

Ce calme se maintient les nuits suivantes, bien que la dose ne soit pas augmentée.

Ce fait est d'autant plus probant, que les effets de la narcéine y peuvent être appréciés, comparativement avec ceux d'autres préparations opiacées restées infructueuses.

OBSERVATION VIII.

Dans un cas, relatif à un garçon âgé de 8 ans,

atteint de phthisie pulmonaire tuberculeuse au troisième degré, et couché au n° 9 de la salle Saint-Jean (service de M. Bouvier), l'administration de la narcéine eut aussi des effets très-favorables; depuis plus d'un mois ce malheureux enfant était presque complétement privé de sommeil; c'est tout au plus s'il dormait une heure par nuit; son insomnie était en outre accompagnée par des douleurs dont il était très-difficile de préciser le véritable siége, mais qui arrachaient au jeune malade des cris perçants; d'ailleurs, il toussait et crachait peu.

Donnée d'abord à la dose de 0 gr. 01 c. (une cuillerée à bouche de sirop), la narcéine n'a pas amené d'effet appréciable.

Mais, deux cuillerées de sirop (c'est-à-dire 0 gr. 02 de principe actif), ayant été administrées dès le lendemain, la nuit est très-sensiblement meilleure; l'enfant ne s'est pas réveillé avant deux heures du matin, s'étant endormi vers neuf heures du soir.

Le jour suivant, bien que la dose du médicament n'ait pas été augmentée, le sommeil a été

encore plus durable, puisqu'il s'est prolongé jusqu'à trois heures du matin.

Mais rien ne saurait mieux démontrer que la
suite de cette observation, combien il importe,
pour apprécier sainement la valeur de cette médication, de tenir compte des conditions de l'état
morbide.

L'affection tuberculeuse qui, comme je l'ai dit,
était chez ce malale à sa période ultime, fit des
progrès rapides, et c'est en vain que l'on de-
manda alors à la narcéine ses effets calmants et
somnifères, même aux doses successivement
croissantes de 3, 4 et 5 centigrammes. Le sirop
diacode, qu'on lui substitua, ne fut pas plus heu-
reux. L'enfant ne tarda pas à succomber.

OBSERVATION IX.

Un garçon de 4 ans et demi entrait le 14 septembre 1864, salle Saint-Jean, n° 22 (service
de M. Bouvier), pour une angine diphthériti-
que consécutive à une scarlatine ; aux phénomènes
locaux habituels s'ajoutaient, chez le petit malade,
du subdélirium et une insomnie tenace traversée
par des cris douloureux presque continus.

Le sirop de narcéine fut donné d'abord à la dose d'une cuillerée (soit 0 gr. 01 de substance active); il ne produisit pas d'effet sensible. La dose ayant été portée ensuite à deux cuillerées (0,02), la nuit fut beaucoup plus calme, il y eut un peu de sommeil; on remarqua en outre l'apaisement du subdélirium, qui ne se reproduisit pas non plus durant le jour, ainsi que cela avait lieu avant l'administration du médicament; le malade cessa pareillement de pousser des cris plaintifs.

Le quatrième jour il prend trois cuillerées de sirop de narcéine (0,03 de celle-ci), et il dort presque la nuit entière; on remarque seulement qu'il parle tout haut pendant le sommeil, tandis qu'auparavant il ne parlait qu'étant éveillé.

Le même phénomène continue à se manifester pendant les nuits suivantes, en même temps que se maintiennent le calme et le sommeil.

L'enfant allant de mieux en mieux, l'emploi de la narcéine, dont la dose n'avait pas du reste dépassé 0 gr. 03, a été suspendu.

OBSERVATION X.

Un garçon de 13 ans (salle Saint-Paul, n° 26),

présentant tous les signes physiques et fonction-
nels de la phthisie pulmonaire tuberculeuse au
premier degré, était depuis longtemps privé de
sommeil la nuit ; il était réveillé à tout instant par
la toux et le besoin d'une expectoration abondante et muco-purulente.

Le 4 septembre 1864, il prend pour la première
fois une cuillerée de sirop de narcéine (par con-
séquent 0 gr. 01 de principe actif).

La nuit est excellente ; jamais cet enfant n'a-
vait tant et si bien dormi depuis trois mois qu'il
est à l'hôpital ; il a aussi expectoré beaucoup
moins abondamment que d'habitude. La dose du
sirop de narcéine est portée dès le lendemain à
deux cuillerées (40 gr.)

La nuit a été moins bonne que la précédente ;
le malade s'est réveillé plusieurs fois pour tous-
ser, mais il se rendormait presque immédiatement après.

Le médicament est maintenu à la même dose,
savoir, 40 grammes de sirop (0 gr. 02 de narcéine).

La nuit s'est passée sans sommeil et n'a pas dif-
féré de celles qui avaient précédé l'administration

de la narcéine; de plus le malade accuse des pi-
cotements dans les yeux.

Les deux jours suivants on donne successivement 3 et 4 centigrammes de narcéine, c'est-à-
dire trois et quatre cuillerées de sirop.

Non-seulement il n'y a pas de sommeil, mais
les nuits paraissent être moins bonnes, ou mieux
plus mauvaises que d'habitude.

En outre le malade se plaint de vives coliques
et d'une forte pesanteur de tête le matin.

A la narcéine qui est alors supprimée on sub-
stitue le sirop de morphine.

Une cuillerée donnée le premier jour ne produit pas d'effet bien sensible.

Deux cuillerées le lendemain amènent un peu
de sommeil; le troisième jour, le sommeil dure
presque toute la nuit, et de même les jours suivants jusqu'au 4 octobre, époque à laquelle quelques accidents intercurrents, qui ne sont point
du fait de la médication, obligent à la suspendre.

OBSERVATION XI.

Le 23 août 1864, entrait à l'hôpital des Enfants
(salle Sainte-Geneviève, n° 2, service de M. Ro-

ger) une petite fille de 4 ans, affectée de coqueluche depuis environ trois semaines, avec ulcé-
ration blanc-grisâtre du frein de la langue ; elle
avait de nombreuses quintes suivies de vomissements le jour et la nuit, et ni le sirop de belladone, ni la respiration d'une atmosphère chargée
des produits d'épuration du gaz de l'éclairage,
successivement et simultanément employés, n'a-
vaient amené aucune modification dans l'état de
la petite malade.

Le 12 septembre, le nombre des quintes était
exactement de cinq ou six dans la journée, et de
trois très-fortes dans la nuit. Le sirop de narcéine
fut alors donné pour la première fois à la dose de
20 grammes, une cuillerée le soir.

Les deux premiers jours il n'y eut pas d'effet
très-sensible.

Mais le 16 septembre, les quintes de nuit firent
totalement défaut ; le sommeil fut complet et les
quintes de la jounée furent réduites de deux ; le
sirop de narcéine est continué à la même dose.

Le 17 et le 18 l'amélioration continue, et toute
la nuit se passe sans quintes et dans le plus tran-
quille sommeil.

Mais le 19, deux fortes quintes ont reparu la nuit sans être suivies, toutefois, des vomisse-ments habituels; ceux-ci reparaissaient à leur tour le lendemain.

La malade était sous l'imminence d'une rougeole qui ne tarda pas à éclater.

CONCLUSIONS.

Après cet aperçu rapide des principaux effets, tant physiologiques que thérapeutiques, obtenus jusqu'à présent, nous croyons pouvoir tirer les quelques conclusions suivantes :

1° La narcéine est incontestablement, de tous les alcaloïdes contenus dans l'opium, celui qui possède la propriété dormitive poussée au plus haut point ; à doses égales, dans la majorité des cas, la morphine, de même que la codéine, ne produisent pas un sommeil aussi prolongé et aussi complet.

En disant dans la majorité des cas, nous mettons, comme on le voit, une certaine restriction. En effet, ainsi que nous l'avons déjà fait remarquer, l'alcaloïde dont nous nous occupons est resté quelquefois sans succès.

Cette sorte d'inaction ou d'inefficacité de la narcéine peut tenir à plusieurs raisons. Ainsi, comme l'a dit M. le Dr Laborde, elle peut être due à une idiosyncrasie du sujet en expéri-

mentation, ou bien à une accoutumance particulière se produisant plus ou moins rapidement,
fait déjà observé par M. Claude Bernard sur
les jeunes animaux soumis à l'influence de la
narcéine :

« Ils présentent, dit-il, une accoutumance rapide aux effets soporifiques des trois substances
(morphine, codéine et narcéine). J'ai constaté que
ces phénomènes d'accoutumance sont quelquefois
de longue durée. »

2° La narcéine, outre cette grande puissance
hypnotique, possède sur la morphine un avantage bien réel et de plus extrêmement précieux.
Jamais, dit le plus grand nombre des auteurs
qui traitèrent avant nous ce sujet, le sommeil
narcéique obtenu, même avec des doses élevées,
n'est accompagné des phénomènes physiologiques (le plus souvent sensibles) qui marchent
habituellement avec l'action thérapeutique de la
morphine et des sels de cette base.

De notre côté, nous dirons que l'administration
de cet alcaloïde n'est pas entièrement exempte
de ces complications physiologiques, mais
qu'elles se manifestent avec une intensité beau-

coup plus faible ; les malades n'en sont que légèrement incommodés.

Ainsi, la transpiration, qui d'après nos observations est un phénomène habituel, ne s'est jamais produite avec une abondance semblable à celle que l'on rencontre à la suite de la médication opiacée.

Les vomissements sont fort rares, les nausées et l'inappétence sont un peu plus fréquentes ; mais, quoiqu'il en soit, ce sont encore des faits exceptionnels.

La narcéine, par son action sur l'intestin, diffère sensiblement de la morphine ; au lieu de produire comme cette dernière une constipation souvent rebelle, donnée à faible dose elle procure aux malades des garde-robes faciles ; donnée à une dose plus élevée, elle occasionne de la diarrhée. C'est du moins ce que nous avons remarqué dans le plus grand nombre des cas. Dans cette circonstance, son mode d'action ressemble beaucoup à celui de la belladone, qui, comme on le sait, donnée à très-faible dose, est légèrement laxative.

3° La propriété soporifique n'est pas la seule

que possède la narcéine, comme la morphine et les préparations opiacées, elle calme la douleur. Souvent, par exemple, telle douleur névralgique que l'on ne pouvait faire cesser par l'opium, disparut complétement sous son influence. Souvent aussi, telle autre douleur, sur laquelle la narcéine n'avait pas eu prise, était enlevée par la morphine.

Nous croyons donc qu'au point de vue de l'élément douloureux, la morphine et la narcéine jouissent de propriétés à peu près identiques. Dans une des observations citées, on trouve précisément un exemple de cette sorte d'usurpation des qualités de la narcéine par la morphine.

Il n'est pas, du reste, d'agent thérapeutique qui jouisse de propriétés constantes et infaillibles.

Parmi les différentes actions observées sur les appareils des sécrétions, après la médication narcéique, il en est une qui nous a paru à peu près constante ; c'est l'influence exercée sur les reins. L'anurie plus ou moins prononcée a été un fait très-fréquent, surtout lorsque les doses employées étaient assez élevées. Peut-être pourrait-on utiliser cette particularité d'action de la narcéine; chez les enfants qui, par une cause encore mal connue, urinent toutes les nuits au lit. Jusqu'à présent, pour cette sorte de petite infirmité, beaucoup de traitements ont été employés sans aucun résultat réel. N'étant pas dans un hôpital d'enfants, il ne nous a pas été permis de mettre notre idée à exécution.

En résumé, nous dirons que la narcéine jouit de deux propriétés incontestables.

L'une, hypnotique, peut être plus prononcée que celle de la morphine, mais certainement moins fréquemment accompagnée de ces sensations pénibles, douloureuses et fatigantes, qui sont l'escorte presque constante du sommeil opiacé.

L'autre, sédative, pouvant, comme l'opium, exercer son action sur les différents systèmes de l'économie, et remplacer ce dernier agent lorsque, par une cause quelconque, son effet calmant est épuisé.

Paris. — A. Parent, imprimeur de la Faculté de Médecine, rue Monsieur-le-Prince, 31.

www.ingramcontent.com/pod-product-compliance
Ingram Content Group UK Ltd.
Pitfield, Milton Keynes, MK11 3LW, UK
UKHW020011080726
13614UKWH00003B/1320